SOCIÉTÉ C. LAFORET

NOTICE

SUR

L'ÉTABLISSEMENT THERMAL

DE

VALS

(Ardèche).

SES BAINS, SES SOURCES ET SES ENVIRONS

AUTORISATION DE L'ÉTAT

ET

Approbation de l'Académie Impériale de Médecine

1870

Marseille — Typ. Marius Olive.

LA SOCIÉTÉ LAFORET

SEULE PROPRIÉTAIRE

DE L'ÉTABLISSEMENT THERMAL

POSSÈDE :

1° **LE GRAND HOTEL DES BAINS**, construit au milieu du parc ;

2° **L'ÉTABLISSEMENT DES BAINS**, 80 cabines, dont 5 affectées aux bains sulfo-ferro-arsenicaux de la source Saint-Louis ;

3° **L'ÉTABLISSEMENT HYDROTHÉRAPIQUE**, 20 bouches donnant des douches froides et chaudes de tout genre ;

4° **L'ÉTABLISSEMENT D'ÉVAPORATION** pour extraire les sels ;

5° **NEUF SOURCES** qui alimentent l'exploitation et sont exportées en un nombre considérable de bouteilles.

Ier GROUPE.	2me GROUPE.
Eaux bi-carbonatées sodiques faibles	Eaux bi-carbonat. sodiques mixtes et fortes
PAULINE (eau de table).	CHLOÉ-DUPASQUIER.
S_T-VINCENT-DE-PAUL.	SOUVERAINE.
CONVALESCENTS.	CONSTANTINE.
	MARQUISE.

3me GROUPE.

S_T-LOUIS (sulfo-ferro-arsenicale).

Nota. — Pour faciliter l'emploi de ces eaux et éviter toute confusion avec d'autres sources de Vals, les sources de la SOCIÉTÉ LAFORET sont toujours rangées en trois groupés, les sources du même groupe pouvant à la rigueur se suppléer.

Messieurs les Médecins et le Public sont prévenus que la Société C. Laforet n'a rien de commun avec les diverses autres Sociétés d'Eaux Minérales de Vals.

Voir le tableau ci-contre pour les noms des Sources qui constituent l'Etablissement Thermal, propriété exclusive de la Société C. Laforet.

SOCIÉTÉ C. LAFORET

NOTICE

SUR

L'ÉTABLISSEMENT THERMAL

DE

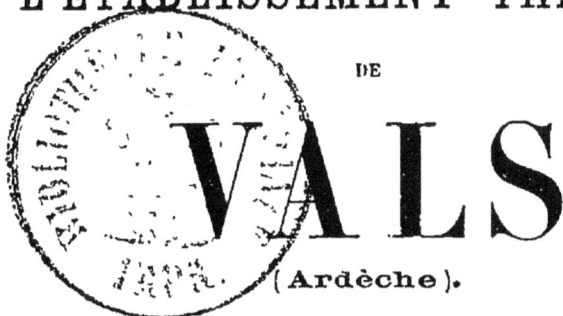

VALS

(Ardèche).

SES BAINS, SES SOURCES ET SES ENVIRONS

MARSEILLE

TYPOGRAPHIE MARIUS OLIVE,

Imprimeur de l'Etablissement Thermal de Vals

RUE PARADIS, 68

1870

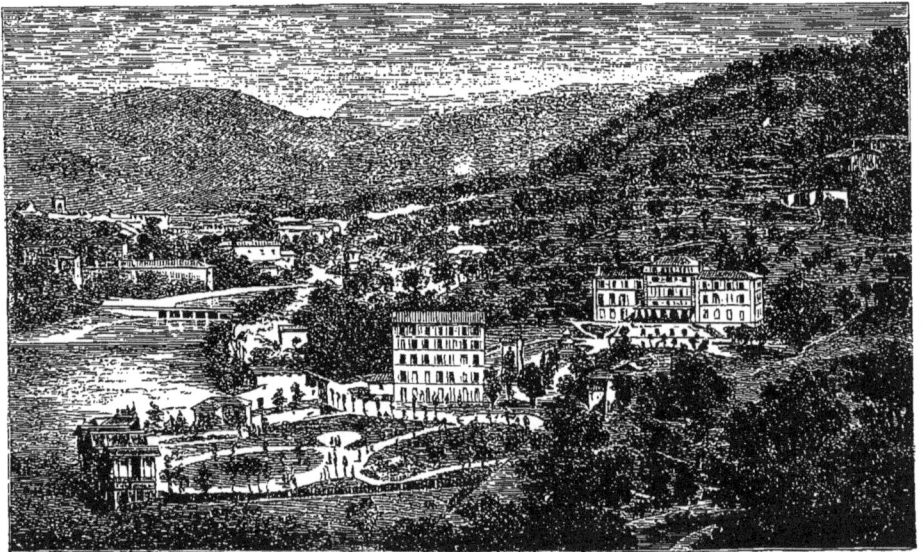

Vue du Bassin des Eaux de Vals

VALS

et ses Eaux Minérales.

Vals est une gracieuse petite ville, heureusement assise sur les bords de la Volane, et presque au confluent de cette rivière et de l'Ardèche.

L'altitude de Vals est de 240 mètres au-dessus du niveau de la mer.

La vallée où il est situé ne serait déplacée ni dans les Alpes ni dans les Pyrénées ; le site est ravissant, l'air sain et pur, le climat doux et tempéré.

L'usage des eaux minérales de Vals date de 1600 : la *Marquise* et la *Marie* furent les premières sources découvertes : Marie de Montlaur, marquise d'Ornano, donna son titre a l'une et son nom à l'autre. Leurs eaux devinrent en vogue sous Louis XIV, et l'on a conservé des factures d'envois faits aux plus grands personnages de la Cour de Versailles.

Leur efficacité et leur réputation nous sont l'une et l'autre attestées par les écrivains du temps.

En 1610, Claude Expilly, président du Parlement de Grenoble, rimait une ode aux Nymphes de Vals, qui l'avaient guéri de la gravelle.

Mme de Sévigné en parle dans ses lettres : « l'un va à Vals, parce qu'il est à Paris ; l'autre à Forges, parce qu'il est à Vals ; tant il est vrai que jusqu'à ces pauvres fontaines, nul n'est prophète dans son pays ».

Un passage de l'*Encyclopédie* nous apprend qu'il était d'usage, chez les Parisiens, d'aller boire les eaux de Vals et de les faire transporter à Paris.

Les qualités précieuses des eaux de Vals attirèrent également de bonne heure l'attention des hommes spéciaux. Longue est la liste de ceux qui s'en occupèrent. Une indication même sommaire de leurs ouvrages serait ici déplacée. On se bornera à signaler ceux que l'on croit les plus utiles à consulter.

En 1657, Antoine Fabre publia sur les eaux du Vivarais un livre demeuré classique, dans lequel celles de Vals occupent le premier rang.

En 1673, le Dr Serrier écrivit deux remarquables études sur le même sujet.

De nos jours, l'illustre chimiste Lyonnais Alphonse Dupasquier fut guéri par la *Chloé* à laquelle il donna le nom de sa femme; il a fait, sur cette source, un travail précieux au triple point de vue indiqué par le titre même de sa brochure : *Notice Chimique, Médicale et Topographique, sur une nouvelle Source découverte à Vals.*

Toutes ces productions ont eu pour couronnement un Traité en deux parties, dont les auteurs se sont proposé l'étude approfondie des sources appartenant spécialement à l'Etablissement Thermal. De ces deux parties, la première est consacrée à leur analyse chimique; elle est l'ouvrage de MM. Ossian HENRY, membre de l'Académie Impériale de Médecine, et Eugène LAVIGNE, ingénieur, dont les noms dispensent de. tout éloge. La seconde partie est toute médicale ; elle est due à la plume exercée de M. le Dr CHABANNES, médecin inspecteur des Eaux Minérales de Vals, qui y a consigné en quelques pages les observations par lui recueillies sur les vertus curatives des eaux minérales de Vals pendant une longue pratique.

De toutes les personnes qui voudront lire ou seulement consulter quelques-uns de ces ouvrages, très-certainement aucune n'osera contredire les affirmations suivantes :

Les Eaux Minérales de Vals, congénérées à celles de Vichy, offrent de plus que ces dernières des ressources infinies à la Médecine, à raison :

1° De leur nombre et de leur abondance;

2° De la richesse et de la variété de leur minéralisation;

3° De l'heureuse graduation de leurs éléments chimiques;

4° De leur facilité à être transportées et conservées

SOURCES DE L'ÉTABLISSEMENT THERMAL

Les sources qui alimentent l'Établissement Thermal de Vals sont toutes la propriété de la Société C. Laforet. Elles ont été autorisées par l'Etat et approuvées par l'Académie Impériale de Médecine.

Elles sont classées en trois groupes, gradués d'après leur force et la diversité de leur composition chimique.

1er GROUPE	2me GROUPE
(Sources faibles)	*(Sources fortes)*
PAULINE	CHLOÉ-DUPASQUIER
Sᵀ-VINCENT-DE-PAUL	SOUVERAINE
CONVALESCENTS	CONSTANTINE
	MARQUISE

3me GROUPE *(à part)*

SAINT-LOUIS, *sulfo-ferro-arsenicale.*

Une 9ᵉ Source, plus abondante que les autres, a été découverte l'année dernière. Cette Source, qui a pris le nom de *Grande Source Alexandre*, ne débite pas moins de 100 litres par minute ; avec la *Souveraine*, dont la température ne s'élève jamais au-dessus de 15 degrés, elle sert à alimenter les douches et l'hydrothérapie.

Toutes ces sources jaillissent naturellement du sol, ce qui leur permet de conserver intacte leur minéralisation.

Le tableau suivant donnera une idée de la précieuse graduation qui caractérise leur composition chimique.

SUBSTANCES CONTENUES DANS 1,000 gr. d'Eau	1er GROUPE EAUX BI-CARBONATÉES SODIQUES FAIBLES magnésiennes, calciques et ferrugineuses			EAUX
	PAULINE	Sᵗ-VINCENT-DE-PAUL	CONVALESCENTS	CHLOÉ DUPASQUIER
Bicarbonate de soude....	1,61170	1,000	1,7140	5,289
— de potasse...	traces.	pas.	traces.	0,045
— de chaux...	0,02880	0.340	0,0538	0,169
— de magnésie.	0,00830	0,180	traces.	0.166
— de lithine...	sensible	pas.	traces.	pas.
— de fer	0,00907	0,008	0,0475	0,021
— de manganèse	sensible	pas.	traces.	traces.
Silicate d'Alu. Pot. et Sou.	0,18240	0,008	0,1390	0,109
Chlorure de sodium	0,04140	0,050	0,2280	0,189
Sulfate de soude	0,16960	0,032	0,4270	0,173
Iode...............	pas	pas.	pas.	pas.
Phosphates	indiqué.	»	indiqué.	»
Arsenic..	pas	»	pas.	»
Matières organiques.....	indiqué.	indiqué.	indiqué.	pas.
	2,05127	1,618	2,6093	6,161
Acide carbonique libre...	2,13869	2,150	1,2400	1,626

ANALYSES

HENRI ET LAVIGNE

LIEUX

IMPÉRIALE DE MÉDECINE

2me GROUPE BI-CARBONATÉES SODIQUES mixtes et fortes			3me GROUPE EAU FERRO-ARSENICALE	
SOUVERAINE	CONSTANTINE	MARQUISE	SUBSTANCES CONTENUES.	SAINT-LOUIS
6,5150	7,0530	7,154	Acide sulfurique libre....	0,09960
0,0690	0,0710	»	Arseniate	0,00109
0,2700	0,4370	0,180	Silicate de fer	0,00810
0,0090	traces	0,125	— d'alumine.......	0,04540
pas.	traces	»	— de manganèse....	traces
0,0036	0,0067	0,015	— de chaux.......	0,01780
traces	traces.	»	— de soude	0,01850
0,1020	0,1590	0,116	Sulfate de protoxide de fer..	0,02822
0,3370	0,2800	0,060	— de sesqui oxide	0,01165
0,2610	0,2040	0,953	— de chaux..........	0,03200
pas.	traces.	pas.	— de potasse	0,04797
pas.	traces.	traces.	— de soude	0,11250
pas.	pas.	traces.	Chlorure de Calcium	traces
traces	pas.	traces.	Phosphates	»
			Sulfate de Magnésie	traces
			Matières organiques......	»
7,5666	8,2107	8,603	Iode.........	traces
2,2000	2,1000	1,500		0,42274

EAUX DU PREMIER GROUPE
(Minéralisation faible).

SOURCE PAULINE. — Cette Eau doit être classée au premier rang parmi les Eaux de Vals, parce qu'elle contient moins de bi-carbonate de chaux, tout en ayant la même quantité de bi-carbonate de soude. — Elle ne forme jamais aucun dépôt et n'altère pas la couleur du vin. *(Voir page* 19*).*

Seule, parmi les Eaux de Vals du 1er groupe, elle n'est pas modifiée par l'action de la lumière et peut être livrée par bouteilles en verre clair.

L'eau de la **Pauline** est limpide et fraîche en toute saison ; son usage journalier à table ne saurait être trop recommandé pour toutes les indispositions ou maladies de l'estomac : **Privation d'appétit, Digestion difficile, Gastralgie, Dyspepsie**, et principalement dans les traitements curatifs et surtout préventifs des **Calculs urinaires** et des **Affections Goutteuses**, à cause de la *Lithine* qu'elle contient en fortes proportions.

Avec les sirops de Framboise, de Groseille et de Limon, elle forme une boisson très-rafraîchissante et très-hygiénique.

SOURCE SAINT-VINCENT-DE-PAUL. — Son eau est limpide, sursaturée d'acide carbonique ; elle se marie fort bien avec le vin, sans en altérer la couleur. **Légèrement laxative** sans être purgative, elle détruit la *constipation* la plus invétérée et son usage ne peut être nuisible.

SOURCE DES CONVALESCENTS. — Sa minéralisation sert de transition heureuse entre le 1er et le 3e groupe ; faiblement alcaline, elle est de beaucoup la plus ferrugineuse des Eaux de Vals ; d'une facile digestion, elle

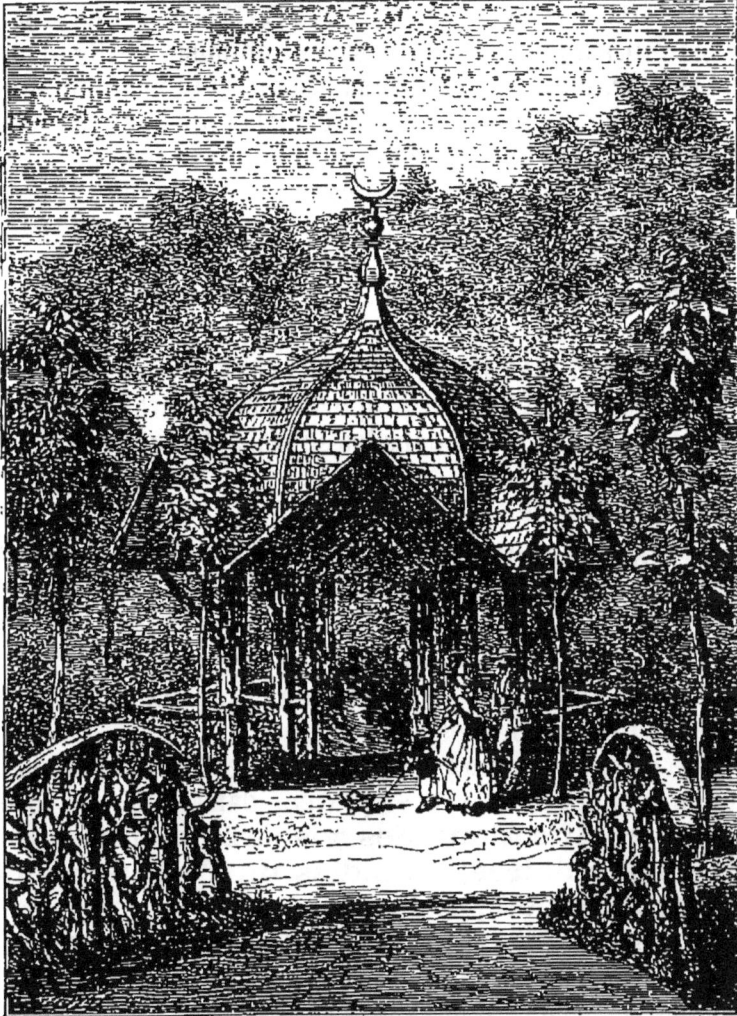

Pavillon de la *Source des Convalescents*.

est **toni-reconstituante**, **apéritive**, et convient principalement pour ranimer les forces épuisées. Succès très-prompts dans les **Affections Chlorotiques**.

EAUX DU SECOND GROUPE
(Minéralisation forte).

SOURCE CHLOÉ-DUPASQUIER. — La *Chloé-Dupasquier* a pris le nom du savant chimiste de Lyon, qui, le premier, étudia et détermina sa constitution chimique

L'abondance de son gaz acide carbonique, sa limpidité et sa fraîcheur font qu'elle est bue avec plaisir, soit à table, soit dans l'intervalle des repas. Elle constitue un excellent traitement dans les **Dyspepsies atoniques, Gravelle, Débilités générales, Affections scorbutiques, Maladies du Foie, Maladies des voies Urinaires.** etc. (1).

SOURCE SOUVERAINE. — Le bi-carbonate de soude, représenté par la proportion considérable de 7 gr. 154 et 7 grammes 053 dans les sources *Marquise* et *Constantine*, descend à 6 gr. 515 dans la *Souveraine*, pour descendre encore graduellement à 5 gr. 289 dans la *Chloé*.

L'usage de l'eau de la *Souveraine* sera préféré, lorsqu'on voudra déterminer des effets **apéritifs, fondants, résolutifs**, sans tonifier l'organisme déjà trop pléthorique.

SOURCE CONSTANTINE. —Presque identique à la *Source Marquise* par sa composition chimique, elle en a la saveur et les propriétés.

Elle est très-recommandée, toutes les fois que la médication alcaline doit être employée, dans toute sa force, contre les **Affections des viscères abdominaux, Calculs biliaires, Maladies du Foie, Gravelle, Goutte, Diabète,** etc.

SOURCE MARQUISE.—La plus ancienne et la plus minéralisée des Eaux de Vals, la *Marquise* a fondé et soutenu la célébrité de cette station. Pendant longtemps elle fut seule exportée ; elle a les mêmes applications que la *Source Constantine*.

(1) Cette Source a une composition chimique identique à celle des *Célestins*, de Vichy.

EAUX DU TROISIÈME GROUPE

(Sulfo-Arsenicale ferrugineuse).

SOURCE SAINT-LOUIS Sulfo-Ferro-Arsenicale. — Ses caractères sont d'être acide par l'*acide sulfurique* libre, de contenir des sulfates de *Protoxide* et de *Sesqui oxide de fer* en quantité considérable, d'être *Arsenicale* et d'être privée d'*acide carbonique*. Ses propriétes curatives sont tellement grandes, que M. le Dr Chabannes dit, dans sa Clinique : « Faut-il combattre une *Cachexie ancienne*, une *Dyspepsie intestinale*, *résultat de maladies antérieures graves*, de *Fièvres intermittentes miasmatiques*, de souffrances morales et physiques? La source *Saint-Louis*, par ses propriétés éminemment reconstituantes et sédatives, trouve dans ce cas une heureuse application; il faut l'administrer toutes les fois que l'on veut *tonifier en calmant ou calmer en tonifiant*. Elle a du *Fer* l'action reconstituante sans en avoir les propriétés irritantes, et par son Arsenic elle est dépurative. »

Par son débit considérable, par les bains qu'elle alimente, par les guérisons nombreuses obtenues et par la faveur dont elle jouit au loin et dans la station, la source *Saint-Louis* mérite d'être prise pour le type des Eaux *ferro-arsenicales*.

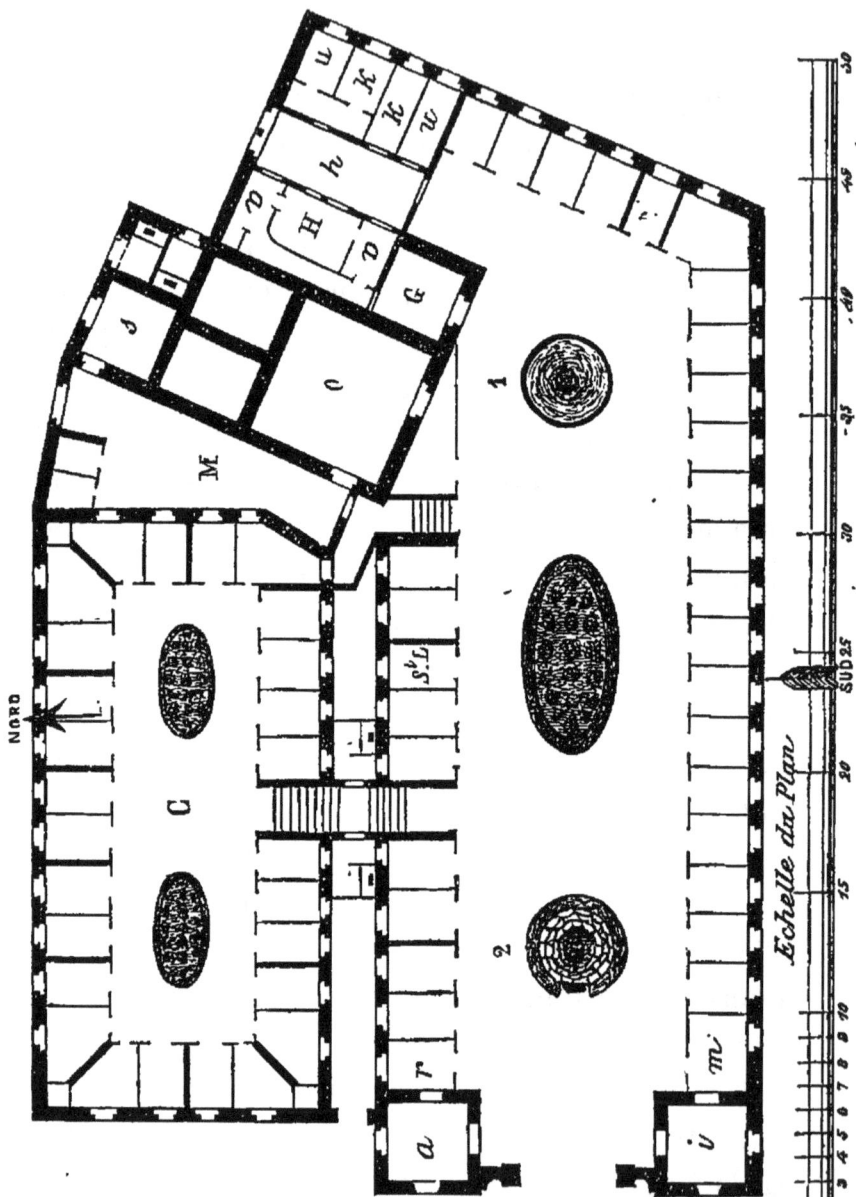

1 Grande source Alexandre.
2 Source Souveraine.
a Cabinet de l'Administrateur.
C Cour annexe des Bains.
G Grande douche hydrothérapique.
H Chambre chaude.
h Salle d'attente de l'hydrothérapie.
i Salle d'attente du Médecin inspect.
K Douches ascendantes.

m Cabinet du Médecin insp.
o Machine à vapeur, pompes, thermosiphon.
r Cabinet du Rég., distrib des cartes.
St-L. Cinq cabinets affectés aux Bains ferro-arsenicaux de la St-Louis.
s Extraction des sels.
a Bains de siége.

BAINS — DOUCHES — HYDROTHÉRAPIE

BAINS

De nouvelles améliorations créées dans cette partie de l'Etablissement, qui est aujourd'hui terminée, permettent de faire face à toutes les exigences du service ; grâce à l'addition de constructions importantes, le nombre des cabines de bains est maintenant de 80. La découverte de la *Grande Source Alexandre* a augmenté d'une manière considérable l'approvisionnement des eaux : cette circonstance et l'emploi d'une machine à vapeur distribuant les eaux dans les cabines, permettent de donner autant de bains que l'affluence des étrangers pourra le rendre nécessaire.

DOUCHES & HYDROTHÉRAPIE

Toutes les douches sont administrées avec l'eau minérale. 20 bouches servent à l'application des douches froides et chaudes, dites *écossaises*, des douches en pluie, en lame, en poussière, ascendantes ou descendantes, etc., etc. Des bains de vapeur sont établis et des salles sont disposées pour les traitements hydrothérapiques, avec tous les perfectionnements connus jusqu'à ce jour, chambres de sudation, etc.

Le médecin inspecteur, M. le Dr CHABANNES, et d'autres médecins, consacrent leur temps et leurs soins aux malades.

EXPORTATION

Propriétaire d'un Etablissement Thermal considérable et des sources de Vals, qui, depuis deux siècles et demi, n'ont cessé d'affirmer leur valeur par leurs bienfaisantes propriétés thérapeutiques, la Société C. Laforet était doublement intéressée au développement de la station, tant à l'intérieur qu'à l'extérieur; aussi n'a-t-elle rien négligé pour établir des dépôts des eaux de ses sources dans toutes les grandes villes, et aujourd'hui c'est par centaines de mille bouteilles que se chiffre son exportation.

Toutefois, moins téméraire que les simples exportateurs d'eaux minérales, dont tout l'intérêt consiste à vendre celles-ci au dehors, la Société Laforet n'a pas la prétention d'offrir au corps médical des eaux minérales aussi efficaces à cent lieues d'éloignement qu'à leur point d'émergence; plus amie de la vérité, elle se borne a recommander la valeur d'un traitement à distance, capable de remplacer, dans une certaine mesure, le traitement que des circonstances diverses ne permettent pas de suivre dans l'Etablissement Thermal lui-même.

C'est qu'en effet, les sources C. Laforet doivent à leur basse température, à l'excès d'acide carbonique qui les sursature, à leur écoulement facile et aux précautions minutieuses qui ont présidé à leur captage, de pouvoir supporter les transports les plus lointains, sans éprouver la moindre altération.

D'ailleurs, ce sont les sources qui ont présidé à la naissance de la station, et qui, portées au loin dès leur découverte, en ont fondé et soutenu la réputation.

Pour satisfaire à toutes les demandes, des dépôts spéciaux ont été établis dans toutes les grandes villes. On trouve aussi ces eaux dans toutes les pharmacies.

ITINÉRAIRE

Vals est situé dans le département de l'Ardèche, à 3 kilomètres d'Aubenas et à 20 kilomètres du Chemin de fer de Lyon à Marseille.

On travaille en ce moment à l'embranchement du Chemin de fer qui doit relier la ligne de Tarascon à Cette avec celle de Paris-Lyon-Marseille, par St-Ambroix et Privas avec station principale à Aubenas.

En attendant que cet embranchement soit achevé, la station est desservie par voie de correspondance avec Privas et Montélimar. Ce service est fait par l'Administration des Messageries Impériales, dont les diligences effectuent le trajet de Montélimar à Aubenas en quatre heures environ, au prix de 5 fr. 40 pour les places de coupé, et de 4 fr. pour celles de l'intérieur : et de Privas à Aubenas en 3 heures 20 minutes, au prix de 3 fr. 50 le coupé et de 2 fr. 75 l'intérieur.

Des omnibus correspondent avec l'arrivée de toutes les voitures et conduisent ensuite les voyageurs jusques à Vals en quelques minutes.

CARTE ROUTIÈRE DE L'ÉTABLISSEMENT THERMAL DE VALS (Ardèche)

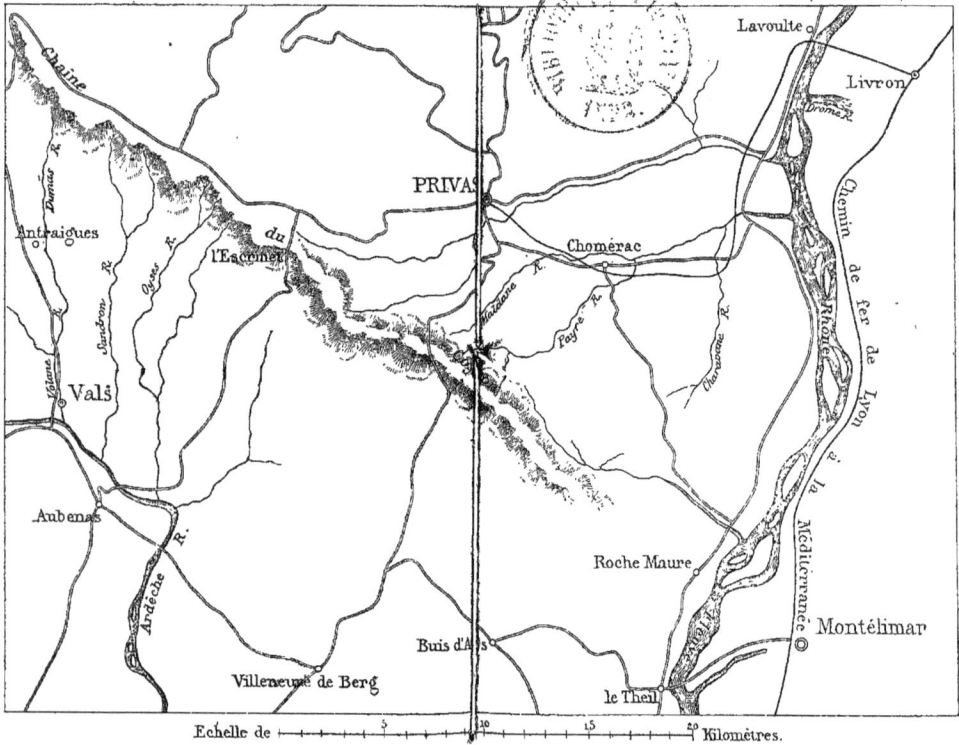

Echelle de |————|————|————|————| 5 |————|————|————|————| 10 |————|————|————|————| 15 |————|————|————|————| 20 | Kilomètres.

Marseille – Imp. Marius Olive.

PRIX DU VOYAGE

I. — Par Privas.

	1re Classe		2me Classe		3me Classe	
	F.	C.	F	C.	F.	C.
Châlons........	34	95	23	95	17	55
Chambéry......	23	80	17	80	13	05
Dijon.........	39	55	29	65	21	75
Genève........	36	—	27	20	19	95
Grenoble.......	16	75	12	50	9	15
Lyon.....	17	50	13	10	9	60
Mâcon	25	45	19	05	14	—
Paris..........	74	85	56	10	41	15
Valence........	5	65	4	20	3	05

II. — Par Montélimar.

	1re Classe		2me Classe		3me Classe	
	F.	C.	F.	C.	F.	C.
Aix..........	22	25	16	75	12	30
Arles.........	12	85	9	70	7	10
Avignon	8	95	6	75	4	95
Bordeaux	76	35	57	30	42	05
Béziers	27	95	21	—	15	45
Cette..........	23	05	17	30	12	70
Draguignan.....	39	10	27	35	21	55
Marseille	22	50	16	90	12	40
Monaco........	49	40	37	05	27	20
Montpellier.....	19	90	14	95	11	—
Narbonne	30	90	23	20	17	05
Nice..........	47	60	35	70	26	20
Nîmes........	14	30	10	75	7	90
Toulon...... ..	30	—	21	50	16	55
Toulouse	47	55	35	90	26	60

LA PAULINE

EAU DE TABLE

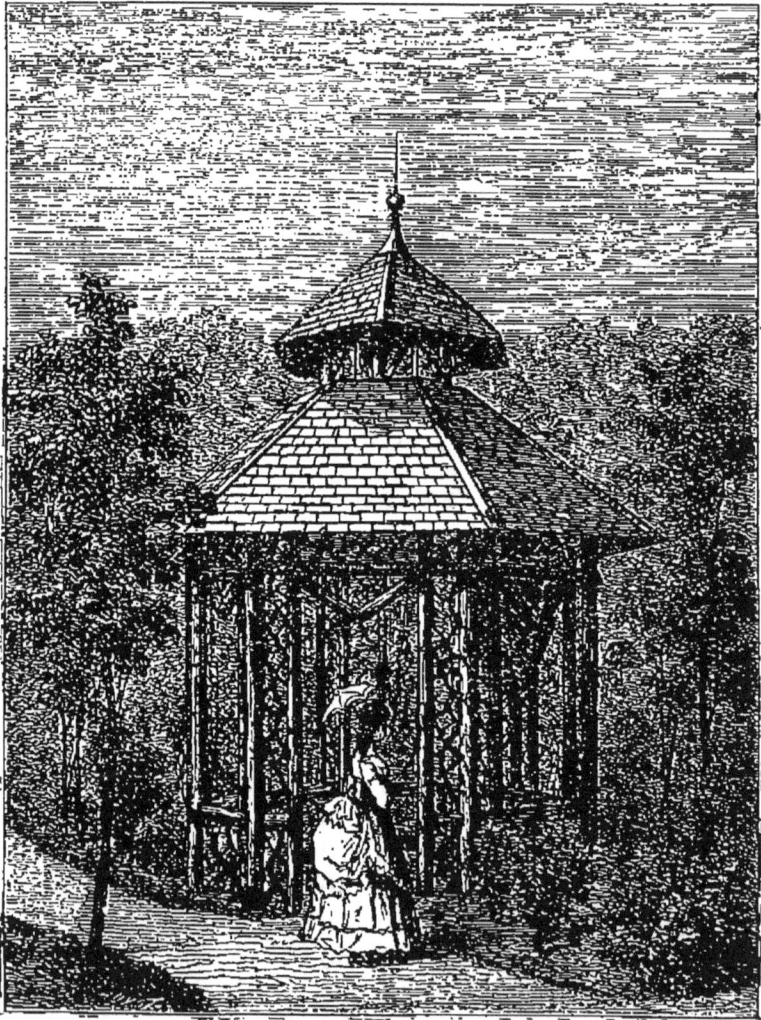

Pavillon des Sources *Pauline* et *Constantine.*

L'*Établissement thermal* de **Vals** possède dans
La Pauline une source d'Eau minérale naturelle

devenue aujourd'hui la plus recherchée des Eaux de table.

L'efficacité des vertus digestives de **La Pauline** ne justifie pas seule cette préférence. Elle la doit en même temps aux attraits d'une saveur légèrement acidulée, et d'une fraîcheur naturelle qui bravent toutes les deux, soit l'épreuve du temps, soit celle du transport.

La Pauline n'altère ni le goût ni la couleur du vin, mélangée avec le plus grand nombre des sirops elle constitue une boisson hygiénique et rafraîchissante, qui se recommande à l'usage des salons, des restaurants et des cafés.

L'emploi de **La Pauline** est économique ; la bouteille entamée la veille ne perd rien à être servie le lendemain.

SELS MINERAUX DE VALS

L'évaporation des eaux est faite au moyen d'un appareil spécial qui garantit toute altération des combinaisons chimiques naturelles, et qui fonctionne constamment à la vue du public.

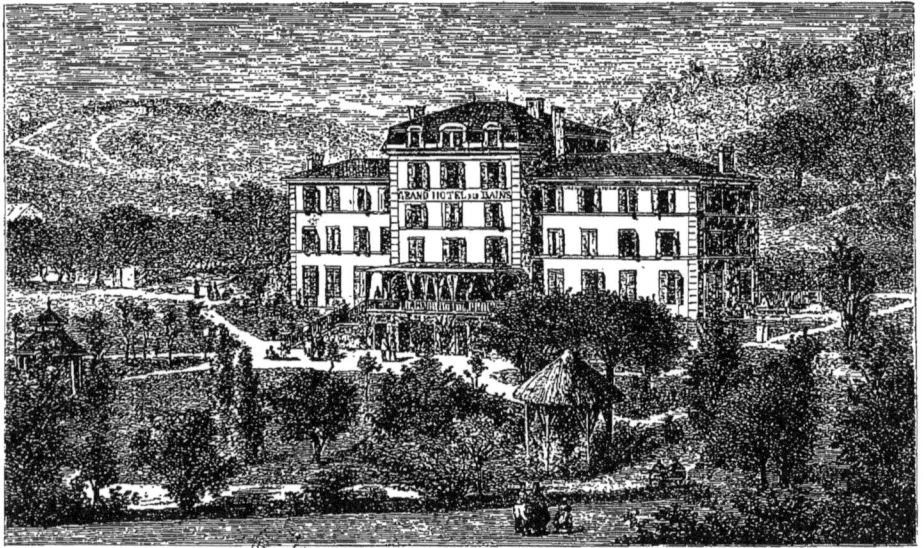

Grand Hôtel des Bains.

GRAND HOTEL DES BAINS

Pour la commodité des baigneurs, la Société C. Laforet a fait construire le Grand Hôtel des Bains au milieu de parcs et jardins qui occupent plus de 4 hectares. Cet Hôtel, vaste et commode, entièrement meublé à neuf, met désormais la station de Vals à l'abri des reproches qu'elle avait encourus jusqu'à ce jour.

Le *comfort* a été prodigué pour les chambres, et le luxe réservé pour les salons. La salle à manger est tres-vaste; on a décoré richement le salon de réception; les salons de conversation et de lecture offrent aux étrangers les ressources usitées dans les Établissements thermaux.

Le *Grand Hôtel des Bains* est tenu par M. Cauvin, propriétaire, à Hyères, de l'*Hôtel d'Orient*, dont la cuisine et les appartements sont justement appréciés par la colonie Anglaise qui fréquente, chaque hiver, cette ville. Grâce aux soins intelligents de M. Cauvin, le *Grand Hôtel des Bains* ne laisse rien à désirer pour la modération des prix et pour l'exactitude du service.

SAISON D'AUTOMNE

Pour les personnes exerçant des profession libé-
rales ou vouées aux travaux intellectuels, l'automne
est en général l'époque des vacances. Le hasard seul
n'a pu présider à ce choix. Les vendanges, la chasse,
la sérénité du jour et la douceur de la température,
sont autant de causes qui suffiraient à l'expliquer.

Mais dans bien des Établissements thermaux l'éle-
vation du lieu ou sa latitude rendent trop souvent
une seconde saison problématique.

Il n'en saurait être de même à Vals.

On n'ignore pas, en effet, combien l'automne est
supérieur au printemps dans tout le sud-est de la
France ; Vals fait partie de cette zone privilégiée.

C'est alors que le baigneur peut satisfaire ses goûts
sans nuire à son traitement, et mettre à profit la
beauté de la saison pour visiter les sites pittoresques
du Vivarais, jusqu'à ce jour trop peu connus des
touristes.

Même en ne se préoccupant que de la question thé-
rapeutique, les avantages de l'automne sur toute
autre saison sont incontestables : les pages qui sui-
vent ne laisseront aucun doute sur ce point aux
personnes qui voudront bien, sans parti pris d'avance,
les lire ou les consulter.

CLIMATOLOGIE DE VALS

(Note de M. le Docteur CHABANNES, Médecin Inspecteur des Eaux)

« Le climat de Vals appartient aux climats tempérés ; sa
« position retranchée à la base des monts Mezenc et Ger-
« bier des Joncs, dont les sommets atteignent de 1,500 à
« 1,750 mètres d'élévation au-dessus de pics inférieurs, la
« plupart volcans éteints que coupent en tous sens des val-
« lées sans nombre, l'absence de vents régnants, son alti-
« tude relativement très-basse (240 mètr.), les productions
« du sol, châtaignier, vigne, mûrier, olivier, lui assignent
« une climatologie intermédiaire entre le Nord et le Midi.
« Les relevés météorologiques auxquels je me suis livré
« depuis plusieurs années me permettent d'établir que la
« zône de Vals tient surtout du climat du Midi ; il est très-
« rare, par exemple, qu'une belle journée ait lieu dans la
« Provence, sans qu'elle se maintienne belle ici.
« Le printemps et l'automne offrent le plus souvent une
« longue succession de beaux jours, tandis que l'on voit
« les froids humides régner à ces époques dans le centre
« de la France. Cependant le printemps est plus instable
« que l'automne ; le temps est ordinairement plus varia-
« ble jusque vers la première quinzaine de mai.
« *Le mois de septembre est généralement le plus beau*
« *mois de la saison thermale.* C'est le mois le plus propice
« aux malades par l'uniformité de sa douce température.
« Il est rare que, dans les premiers jours ou dans la der-
« nière quinzaine d'août, il ne survienne des pluies de
» courte durée, mais elles n'entravent nullement la mar-
« che du traitement, elles rafraîchissent seulement l'at-
« mosphère, naguère trop chaude, et lui communiquent
« des propriétés agréables et bienfaisantes tout à la fois.
« Les nuits plus fraîches, l'alimentation la plus variée que
« les hôtels peuvent fournir à cette époque, rendent le sé-
« jour de Vals des plus salutaires. Enfin, les malades eux-

« mêmes, moins poussés par la soif, sont beaucoup moins
« portés à faire des infractions au régime prescrit, en
« exagérant les doses d'eaux minérales. En deux mots, le
« traitement se fait beaucoup mieux.

« L'installation récente des machines et appareils com-
« plets d'hydrothérapie donne encore à cette proposition
« plus de force et plus de vérité. C'est, en effet, du mois
« d'avril à novembre, en le suspendant pendant les plus
« fortes chaleurs, que le traitement hydrothérapique sera
« le plus efficace.

« C'est dès le milieu du mois de mai que les baigneurs
« arrivent en certain nombre. Ceux qui sont pressés par
« des motifs particuliers peuvent venir plus tôt, car sans
« prétendre qu'il y ait à Vals une installation spéciale pour
« la saison d'hiver, l'on peut néanmoins s'y traiter en toute
« saison : un garçon baigneur est à la disposition du pu-
« blic pendant toute l'année, les sources coulent libre-
« ment, et des hôtels situés, soit dans le bourg de Vals,
« soit dans l'Etablissement même des bains, offrent une
« commode hospitalité.

« La saison la plus chaude part du 10 ou 15 Juillet au 10
« ou 15 Août. C'est aussi l'époque où l'affluence des
« baigneurs est la plus considérable. Aujourd'hui l'en-
« combrement périodique qui avait lieu a cette époque est
« prévenu par les nombreuses constructions dont Vals
« vient d'être le théâtre dans ces dernières années, et sur-
« tout par l'habitude qui se propage de plus en plus chez
« les malades, à mesure que leurs médecins connaissent
« davantage les douceurs du climat de Vals, de venir faire
« leurs cures, soit du 15 Mai au 30 Juin, soit de fin Août au
« 30 Octobre.

« Que, dans les stations où les froids sont précoces et
« tardifs, qui ont pour spécialité le traitement des maladies
« de la poitrine ou des affections rhumatismales, l'on en-
« voie les malades pendant les mois les plus chauds ; ou
« bien, si d'autres stations sont visitées au printemps ou
« en automne, qu'on retienne les malades chez eux pen-
« dant le temps du danger, comme on le fait, par exemple,

« pour le Mont-Dore ou pour Vichy, c'est là une nécessité.
« Mais aucune de ces fâcheuses conditions n'existe pour
« Vals. Le climat y est des plus salubres, et, depuis treize
« ans, je n'ai pas vu un seul cas de fièvre intermittente
« atteindre un baigneur pour la première fois.

« Les conditions topographiques et climatériques dans
« lesquelles se trouve Vals donnent encore lieu à une in-
« dication toute naturelle, dont les médecins du Nord et
« du Midi commencent à faire profiter leurs malades :
« afin d'épargner les transitions trop brusques à des orga-
« nisations trop impressionnables, ces derniers sont en-
« voyés pendant quelques jours à Vals, soit lorsqu'ils
« quittent le tiède climat des villes du Midi pour gagner le
« Nord, quand vient la saison du printemps ; soit, au con-
« traire, quand ils abandonnent les contrées du Nord, au
« déclin de l'été. Vals sert d'étape intermédiaire entre les
« séjours de l'été au Nord et ceux de l'hiver dans le Midi.
« Cette pratique ne tardera pas à se généraliser, s'il est
« permis d'en juger par les résultats obtenus.

« Ces quelques mots sur le climat de Vals et sur les par-
« ticularités qui s'y rapportent permettront aux médecins
« et aux malades de prendre leurs déterminations en meil-
« leure connaissance de cause. De tels détails peuvent
« être d'une grande importance. J'ai vu souvent des cures
« manquées ou inachevées à cause de l'intervention de
« certains phénomènes atmosphériques ordinaires, mais'
« qui étaient inconnus aux médecins : tel malade devra
« rester chez lui pendant les fortes chaleurs ; celui-ci,
« devant faire deux cures, devra commencer tôt, pour re-
« venir en automne. Telle dyspepsie, telle complication
« hépatique, tel organisme surexcité ou abattu par les
« grandes chaleurs, seront prévenus dans leur manifesta-
« tion habituelle et maintenus dans un état normal par
« une cure précoce. Chez celui-ci, il faudra stimuler la
« sécrétion renale, il fera sa cure sous une température
« modérée ; chez celui-là, c'est aux fonctions de la peau
« qu'on viendra s'adresser, le temps des chaleurs sera
« préféré.

PROMENADES

Dans les pages qui précèdent (V. *Climatologie de Vals*, p. 24 et s.) M. le Dr CHABANNES a fait justement ressortir les avantages que présentait la saison d'automne pour le traitement des baigneurs ; cette même époque de l'année est préférable à toutes les autres, à raison des facilités qu'elle donne pour les promenades et les excursions à faire dans le Vivarais.

Peu de départements en France offrent, en effet, autant de ressources que celui de l'Ardèche, au crayon du dessinateur et aux études du géologue.

Les dépendances de l'Etablissement Thermal et ses alentours constituent tout d'abord une promenade commode et enchanteresse, grâce à la transformation que leur ont fait subir MM. LUIZET père et fils, de Lyon, habiles créateurs de jardins pittoresques.

Vals est lui-même, pour le promeneur, une ressource qu'il aurait tort de dédaigner; il peut côtoyer la colline, franchir le Pont Submersible, création utile et récente, gravir le Calvaire, revenir au besoin par l'Ancien Pont, en suivant les sinuosités d'un sentier que la prolongation du nouveau Boulevard va bientôt faire disparaître. Cette promenade, ajoutée aux vertus apéritives de la *Chloé* et de la *Pauline*, prépare le baigneur à faire honneur à la cuisine délicate du Grand Hôtel de l'Etablissement.

EXCURSIONS.

(Elles peuvent être divisées en Excursions rapprochées et en Excursions éloignées.)

EXCURSIONS RAPPROCHÉES

AUBENAS (*distance,* 5 *kil.*) *Omnibus et voitures particulières.* — Château fort et anciens remparts. — A la place de l'*Airette*, point de vue admirable ; le regard domine la vallée de l'Ardèche, dont il suit avec intérêt le cours, et se repose ensuite sur la chaîne du Côiron, superposée par étages. — Au pied du coteau, la ville basse appelée *le Pont.* — Belles usines de M. Deydier (*Filature de soie*) et Verny *(Papeterie.)*

La vallée et le village d'Ucel (3 *kil.*) — Ruines du château. — Vallon frais et riant.

Saint Etienne de Boulogne et la vallée de Luol. — Château féodal, a 8 kil. d'Aubenas. — Ruines encore importantes.

Jaujac, dans la jolie vallée de l'Alignon (5 *kil.*) — Volcan éteint, appelé la coupe de Jaujac. — Forêt de châtaigniers. — Colonnades basaltiques. Excursion d'un vif intérêt.

Près de Jaujac sont les mines de houille de Prades, où l'on trouve de belles empreintes végétales.

Antraigues (1576 *hab.*), village pittoresquement assis sur un rocher de basalte, qu'enserrent trois torrents. Excursion facile et des plus satisfaisantes. — En face d'Antraigues, la coupe d'Ayzac, volcan éteint, dont la masse rougeâtre se détache sur les verts sommets qui l'environnent.

La route d'Antraigues et du col d'Ayzac suit une vallée délicieuse, dont les aspects changent à chaque instant, et qui rappelle sans trop d'infériorité les plus beaux sites de la Suisse et des Pyrénées.

La Bastide de Juvinas, à 3 kil. au N.-O. d'Ayzac, au fond de la vallée de la Bézorgues. Le touriste bon marcheur pourra revenir à Vals, en suivant la rive droite de la Bézorgues (3 h. de marche).

Le Pont de la Beaume, à 9 kil., à l'embouchure des rivières de Fontaulière et de l'Alignon dans l'Ardèche. — Entrecroisement de trois coulées basaltiques. — Ruines du château de Ventadour. — Pont en pierres très-beau, récemment construit au pied du château.

Thueyts et la Gueule d'Enfer (15 *kil.*). Beau paysage dominé par le volcan de la Gravenne. — La Gueule d'Enfer est une ravine ouverte dans un immense mur basaltique, dont les colonnes simulent un orgue gigantesque. — Au printemps, cascade d'un bel effet.

Neyrac, source d'eau, jadis célèbre, située à distance égale de Thueyts et du Pont de la Beaume, au centre même de l'ancien volcan de Saint-Léger.

EXCURSIONS ÉLOIGNÉES

L'ancien Vivarais, devenu aujourd'hui le département de l'Ardèche, est une des régions les plus pittoresques de cette partie de la France. Espérons qu'un guide spécial ne tardera pas à remplir une lacune à regretter dans un département peu visité et qui mérite de l'être davantage.

En attendant, bornons-nous à indiquer, comme les plus dignes de l'attention du voyageur, les points suivants :

Source de la Loire, au pied du Gerbier des Joncs, l'une des principales sommités du massif du Mezenc. Par sa forme, le Gerbier des Joncs (1562 *m.*) rappelle la dent de Saman des Alpes-Suisses. Du sommet, la vue embrasse, d'un côté le Mont-Ventoux et la chaîne des Alpes, de l'autre le groupe du Mezenc, et dans toute leur étendue le Velay et le Gévaudan.

La *Loire* jaillit au pied du Gerbier des Joncs, sous une cabane de branchages. On a peine à reconnaître l'une des plus belles rivières de France, dans le mince filet d'eau s'échappant sans bruit d'un bassin profond au plus de quelques centimètres. — Mais cette vallée (Sainte-Eulalie) est charmante, et ne le cède en rien à celles de la Suisse.

De la vallée de Sainte-Eulalie on peut facilement gagner :

Le Mezenc (1754 *m.*), montagne trachytique, sur la ligne de faîte d'entre Rhône et Loire. — Vue magnifique. — On aperçoit le Mont-Blanc.

On peut visiter aussi dans les environs :

Le lac d'Issarlès (1296 *m. de long.* 1007 *m. de largeur*) ; entouré de belles prairies. Il occupe le cratère d'un ancien volcan, et nourrit des truites d'une grosseur extraordinaire.

L'Abbaye de Mazan, fondée en 1720 par les Bénédictins. — Ruines poétiques au milieu d'une belle forêt.

La ville du Puy-en-Velay (17,000 *hab.*), chef-lieu du département de la Haute-Loire. — Physionomie féodale. — Belle cathédrale. — Rocher Corneille. — Statue colossale de la Sainte-Vierge, faite par M. Bonnassieux, avec 213 canons pris sur les Russes à Sébastopol. Elle a reçu le nom de Notre-Dame-de-France ; hauteur 16 m. sur 4 m. de diamètre. Elle s'élève majestueusement sur la plate-forme la plus élevée du Rocher Corneille (130 *m. au dessus de la ville*).

Quant aux autres excursions, nous nous contenterons d'énumérer simplement les plus remarquables :

Le pont d'Arc, à Vallon ; — Les grottes de Vallon et de Saint-Marcel d'Ardèche ; — Les villes de Largentière, de Viviers, de Tournon, d'Annonay ; — La forêt de Païolive, près de Berrias ; — La forêt de la Louvesc, près de Saint-Félicien ; — Tombeau de Saint-François-Régis, l'apôtre du Velay. Crêtes de 11 à 1,200 mètres, couvertes de magnifiques sapins ; — Les ruines du château de Crussol ; — Le manoir de Rochemaure et le volcan de Chenavari, sur le Rhône, etc., etc.

SEULES PASTILLES VÉRITABLES

AUX SELS NATURELS

DE

L'ÉTABLISSEMENT THERMAL DE VALS

Préparées par PASCAL, Pharmacien de 1re Classe

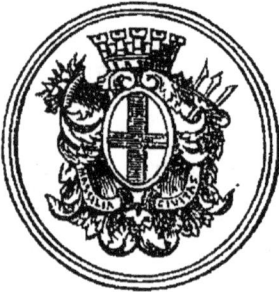

AROMES:

MENTHE

Citron

VANILLE

Fleur d'Oranger.

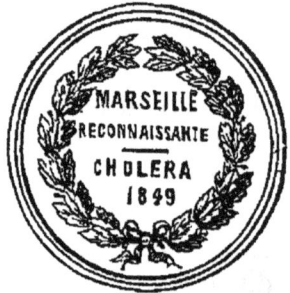

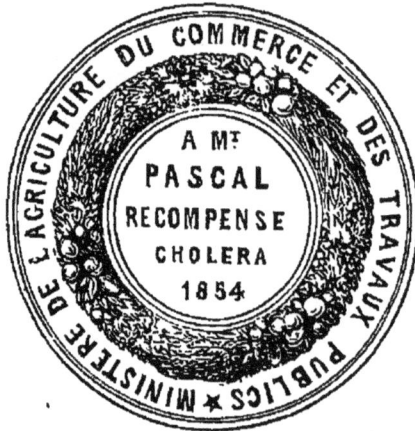

PRIX

de la

BOITE

2 francs

PRIX

de la

1/2 BOITE

1 franc

Ces pastilles sont très-digestives ; leur usage est salutaire dans toutes les maladies où les eaux alcalines sont indiquées.

DOSE: HUIT A DIX AVANT OU APRÈS CHAQUE REPAS

LIQUEUR DIGESTIVE

DE

L'ÉTABLISSEMENT THERMAL DE VALS

Préférée à toutes les Liqueurs de table

Prix : 7 fr. la bouteille, 4 fr. la 1/2 bouteille

AVIS IMPORTANT.

Toutes les bouteilles des Sources d'Eau minérale naturelle appartenant à

L'ÉTABLISSEMENT THERMAL DE VALS

sont revêtues d'une capsule en étain portant le nom de la Source

Modèle de la Capsule.

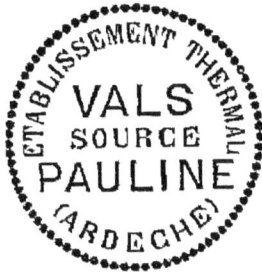

L'Administration de l'Etablissement Thermal déclare ne reconnaître, comme provenant des Sources qui lui appartiennent, que les bouteilles revêtues de la capsule ci-dessus, et portant une étiquette sur laquelle le nom de la Source se trouve répété.

OUVRAGES A CONSULTER.

Alphonse Dupasquier: *Notice chimique, médicale et topographique* sur une nouvelle Source d'eau minérale, alcaline, ferrugineuse et gazeuse acidulée, découverte à Vals (Ardèche). Lyon, 1845.

Dr Chabannes: *Traité des Eaux minérales de Vals.* Aubenas, 1861

Auguste Laforet : *Les Eaux de Vals.* Marseille, 1866.

Henry Vaschalde : *Vals autrefois.* Largentière, 1866.

Notice chimique sur les Sources minérales de l'Etablissement Thermal de Vals, par O. Henry et E. Lavigne; suivie de la *Clinique de Vals,* par le Dr Chabannes.

RENSEIGNEMENTS.

Pour tous renseignements, s'adresser à M. **Henry VASCHALDE**, Administrateur de l'Établissement Thermal, à Vals (Ardèche); à Marseille, à M. **PASCAL**, rue Paradis, 47, et à MM. **REGNIER** et Comp., boulevard Poissonnière, 20, à Paris.

POSTE ET TÉLÉGRAPHE.

Le télégraphe desser   station de Vals. Pour la commodité des baigneurs une boît   x lettres est établie dans le Grand Hôtel des Bains, et la levé   n'est faite deux fois par jour.

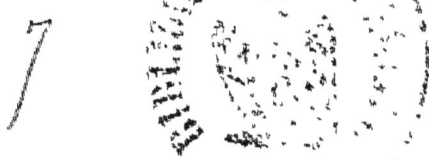

ENTREPOSITAIRES GÉNÉRAUX

des Eaux Minérales de l'Établissement Thermal de VALS

Agde............	Olivasssy, pharmacien.	Castelnaud..	Capella, pharmacien.
Aix.............	Currel. pharmacien	Cast.-Sarra.	Boscredon. pharmacien.
Aix-les-Bains	Tous les pharmaciens.	Castres......	Parayre, pharmacien.
Alais.........	Bourgogne, pharmacien.	Cette........	Ancienne pharm. Pailhes
Alençon......	Tifenne, Duroy et Rabot, pharmaciens.	Chál.-sur-M.	Regnault. pharmacien.
		Chál.-sur-S.	Miédan et Garnier. ph.
Alger.........	Desvignes, pharmacien.	Chambéry...	Bebert, pharmacien.
Amiens......	Vinchon, pharmacien.	Chartres....	Vinson, Jutteau et Bar-
Angers.......	Menière. ph., pl. du Pilori		rué, pharmaciens.
Angoulême..	Donzolle, pharmacien.	Châteauroux	Guinon. pharmacien.
Arras........	Segard. pharmacien.	Châtellerault	Orrillard, pharmacien.
Auch........	E. Desponts, pharm.	Chaumont:	Richard. pharmacien.
Autun......	Lannois, rue aux Cor- diers, 35.	Cherbourg..	M. G. l'otier. pharmacien. rue de la Fontaine.
Auxerre.....	Monceaux, pharmacien.	Chinon.....	Fremy, pharmacien.
Avignon.....	Allard, ph., sr de Blanc.	Cholet......	Charpentier. pharmac.
Avranches...	Besnou, pharm., rue du Tripot. 3.	Clerm.-Ferr.	Lacroze, pharmacien.
		Coutances...	Marquez, pharmacien.
Bag.-de-Big.	Tulon, pharmacien.	Dax........	Laborde pharmacien.
Bar-le-Duc.	Bala, pharmacien.	Dieppe......	Decrette, pharm.,succes,
Bar-s.-Seine.	Pascalis, pharmacien.		de Lachambre.
Bayeux	Mouillard, pharmacien.	Dijon.......	Hébert.
Beaune.....	Darcier, pharmacien.	Dinan	Guillier, pharmacien.
Beauvais...	Dhuicque Cristallin. ph.	Dôle........	E. Nief, pharmacien.
Bédarrieux..	Rouvière. pharmacien.	Douai......	Pollart, pharmacien.
Bernay.....	Nicolas, pharmacien.	Draguignan.	Ourdan et Michel Dupré,
Besançon....	Guichard frèr., ph.-drog.		pharmaciens.
Béziers.......	Bonnet-Garras, pharm.	Elbeuf..	L. Horcholle, pharmacien,
Blois.......	Durand, pharmacien.		place du Calvaire.
Bordeaux...	Privat, allées de Tour- ny, 38.	Epernay....	Verneuil, pharmacien.
		Evreux.....	Hérouard, pharmacien.
Boul.-s -Mer	Chebœuf, pharmacien.	Fontaineb...	Petitot, pharmac., rue
Bourg......	Picard, ph r. d'Espagne		Grande, 126.
Bourges	Mille, pharmacien.	Fonten.-le-C.	Treillard, pharmacien.
Brest........	Herland, pharmacien.	Fougères....	Bourneuf, pharmacien.
Brives.	Lagane, pharmacien	Fréjus......	Roux et Reynaud, ph.
Bruxelles ...	Delacre, ph., Montagne de la Cour, 86.	Genève....	Pictet, r. du Molard, 11.
		Grenoble....	Depas, rue Bayard.
Cambrai....	Loridant. ph., rue Can- timpré. 8.	Hâvre.......	Leroy. pharm., rue de Paris, 137.
Cannes.....	Girard, pharmacien.	Honfleur....	Delarue oncle, pharm.
Carcassonne.	Joulia, pharmacien.	Hyères......	Castueil, pharmacien.
Carpentras .	Laval, pharmacien.	Issoudun....	Leconte, pharmacien.

Langres.....	Ch. Poirson, pharmac.	Pau........	Cazeau.
La Rochelle..	Condamy Cartier, ph.	Périgueux...	Peyret, pharmacien.
Lausanne...	Foyler, pharmacien.	Perpignan...	Giral, pharmacien.
Laval......	Labbé, pharmacien.	Poitiers.....	Mauduyt, pharmacien.
Libourne....	Besson, pharmacien.	Pontarlier...	Mercier, pharmacien.
Lille........	Borel, ancienne maison Tripier frères.	Pont-Audem.	Homo, pharmacien.
		Rennes......	Macé, pharmacien
Limoges.....	Dumas, pharmacien.	Reims.......	Goubaux, pharmacien.
Lisieux......	Levasseur, pharmacien.	Riom........	Fortoul, pharmacien.
Lodéve	Hugounenq.	Roannes.....	Gerbay, pharmacien.
Lons-le-Saul.	Mermet, pharmacien.	Romans.....	Germain, pharmacien.
Loriol.....	Barratier, pharmacien.	Rome........	Marignani, ph., place St-
Louviers.....	D'Hamelincourt, pharm.		Charles, via del Corso,
Lyon.......	Charton, r. Impériale, 16 Pharmacie Gavinet, rue Louis-le-Grand, 37.	Rouen......	435. Dillard, pharm. rue des Bons-Enfants, 54.
Mâcon......	Lacroix, pharmacien.	Saintes.	Junin, pharmacien.
Le Mans....	E. Dallier et Cie. ph.-drog.	St-Etienne ..	Alnault pharmacien.
Mantes......	Baucher, pharmacien.	Saint-Lô ...	Lescot, pharmacien.
Marseille...	Pascal, pharmacien, rue Paradis, 47. Olive, pharmacien. De Peretti, pharmacien.	Saint-Malo..	Loisel, pharmacien.
		St-Nazaire..	Guillet, pharmacien.
		Saint-Omer..	Descelers, ph., Petite-Place, 20.
Melun.....	Pigeon fils, pharmacien.	Salins......	Jouffroy, pharmacien.
Menton...	Gras, pharmacien. Albertotti, pharmacien.	Saumur.....	Perdriau, pharmacien.
		Sens	Loriferne, pharmacien.
Mézières.....	Colson, pharmacien.	Soissons.....	Hécart, pharmacien.
Moissac.....	Disse, pharmacien.	Strasbourg..	Hissette, pharm . place de la Cathédrale.
Montauban..	Bès.		
Mont-de-M..	Bergeron, pharmacien.	Tarbes......	Lengellé. pharmacien.
Montélimart.	Brun, pharm.-chimiste.	Tonnerre ...	Legris, pharmacien.
Montereau...	Monbrun, pharmacien.	Toul.......	Didelot, pharmacien.
Montluçon...	Kontercroub, pharm.	Toulon......	Arthur, successeur de Pierrhugues.
Montpellier..	Gay, pharmacien. Belugon, ph.-droguiste.	Toulouse	Cazac, pharm., rue St-Etienne. Tanq, pharm., rue de la Pomme, 12.
Morlaix.....	Picaud, pharmacien.		
Moulins.....	Allard, ph , sr de Mérié.		
Nantes......	Houssier, 10, r. du Calvaire	Tourcoing ..	Desmons, pharmacien.
Napoléon-V..	Bertault, pharmacien.	Tours..... .	Rue de la Monnaie, 3.
Narbonne ...	Caune, pharmacien.	Valence.....	Puzin-Mazade et Martin,
Neufchâtel...	Et. Jordan, pharmacien.		pharmaciens.
Nevers.......	Etablissemnt hydrothér.	Valenciennes.	Persignat, pharmacien.
Nice........	Fouque, pharmacien. Thaon.	Verdun......	Destival, pharmacien.
		Versailles....	Gaffard, pharmacien.
Nîmes.......	Gamel, pharmacien.	Vesoul......	Millot, pharmacien.
Orléans.....	Lahaussois, pharmacien.	Vienne......	Jules Thibon. pharm.
Paris.	M. Regnier et Cie, boul. Poissonnière, 20.	Vouziers ...	Guelliot, pharmacien.

Dépôt dans toutes les Villes de France et de l'Étranger.